口袋里的皮肤科医生

痛风

主　编：李福伦

副主编：严　格
　　　　段彦娟

编　委：郭冬婕
　　　　郭婉军
　　　　华　亮
　　　　王一飞
　　　　刘　欣
　　　　朱圣杰

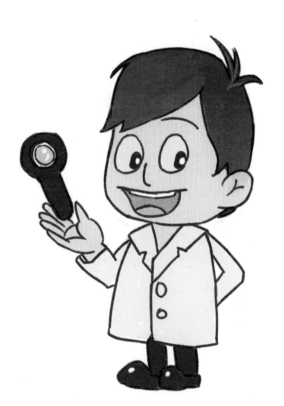

中国中医药出版社

·北　京·

图书在版编目（CIP）数据

痛风 / 李福伦主编 . — 北京：中国中医药出版社，
2022.2
（口袋里的皮肤科医生）
ISBN 978-7-5132-7179-0

Ⅰ . ①痛… Ⅱ . ①李… Ⅲ . ①痛风—诊疗
Ⅳ . ① R589.7

中国版本图书馆 CIP 数据核字（2021）第 191100 号

中国中医药出版社出版

北京经济技术开发区科创十三街 31 号院二区 8 号楼
邮政编码　100176
传真 · 010-64405721
山东临沂新华印刷物流集团有限责任公司印刷
各地新华书店经销

开本 889×1194　1/24　印张 2　字数 28 千字
2022 年 2 月第 1 版　2022 年 2 月第 1 次印刷
书号　ISBN 978-7-5132-7179-0

定价　23.80 元
网址　www.cptcm.com

服 务 热 线　010-64405510
购 书 热 线　010-89535836
维 权 打 假　010-64405753

微信服务号　**zgzyycbs**
微商城网址　**https://kdt.im/LIdUGr**
官 方 微 博　**http://e.weibo.com/cptcm**
天猫旗舰店网址　**https://zgzyycbs.tmall.com**

丛书简介

随着社会经济的发展、人们生活节奏的加快，皮肤病发病率逐年增高。大部分皮肤病虽然不会危及生命，但对患者生活、工作以及人际交往造成严重困扰，影响患者身心健康。

本系列丛书旨在向读者科普常见皮肤疾病，通过简单易懂、生动有趣的漫画，让患者和家属了解皮肤病的发病原因、常见表现、基本治疗手段以及日常养护，以期达到提高大众知晓率、消除恐惧以及走出误区的目的。

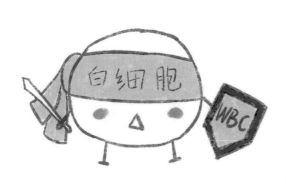
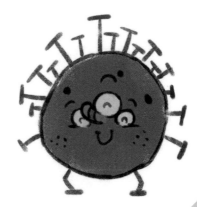

目　录

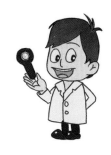

第一章　"风"从何处来 / 1

什么是痛风 / 2

痛风的元凶——尿酸 / 5

为什么会有过多的尿酸 / 6

尿酸如何引发痛风 / 9

痛风易发生于哪些关节 / 12

第二章　痛风在人体作案的全
　　　　过程 / 13

安静的酝酿 / 14

急性的捣乱 / 15

暂时的消停 / 17

永久的破坏 / 18

第三章　识别痛风 / 19

第四章　痛风的治疗 / 22

放任不管的后果 / 23

对付痛风的方法 / 25

第五章　痛风的自我管理 / 34

避免诱因 / 35

低嘌呤饮食 / 36

戒酒或者严格控酒 / 38

大量喝水 / 39

控制体重 / 40

第六章　痛风小小问答 / 41

第一章
"风"从何处来

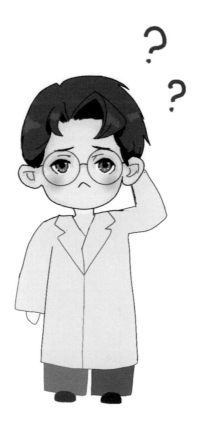

什么是痛风

痛风是一组代谢性疾病，嘌呤代谢紊乱，由尿酸生成过多或排泄减少造成血液中尿酸浓度过高，超过饱和浓度时，形成尿酸盐结晶沉积在关节和组织，引起人体的无菌性炎症反应，多见于男性。

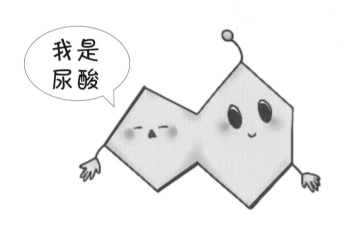

我是尿酸

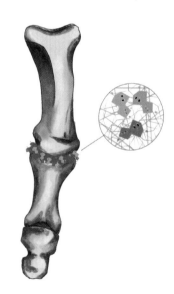

　　开始时痛风多表现为突然发作的急性关节炎，红、肿、热、痛，来得快，去得也快，具有"风邪"的特点。随着病情的进展，逐渐演变成慢性关节炎，形成痛风石，甚至可并发尿路结石、痛风性肾病。最多见且为人熟知的还是反复发作的关节炎。

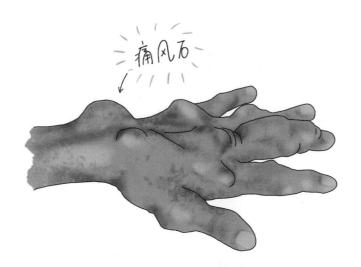

痛风石

以前曾说痛风是"帝王病"，只有富贵阶层才会得。然而，随着生活水平的提高，痛风已逐渐走进寻常百姓家。

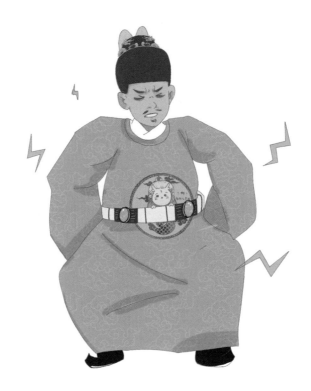

痛风的元凶 — 尿酸

痛风是尿酸的沉积引发，而尿酸是人体嘌呤代谢的产物，其中80%由人体细胞自身代谢产生，20%从食物中获得。

正常情况下，尿酸不断地产生，然后主要由肾脏排出。所以，尿酸在体内的浓度不会过高，一般≤420μmol/L。当血尿酸＞420μmol/L时，称为高尿酸血症。

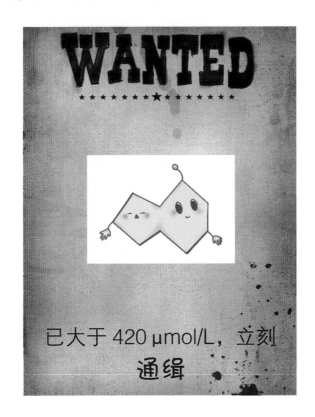

为什么会有过多的尿酸

尿酸的生成过多或排泄减少，以及某些特定因素，都会导致高尿酸血症。

生成过多：如图所示的高嘌呤饮食、饮酒、高糖饮食；一些疾病如血液系统疾病等；不明原因的尿酸增高以及一些遗传病，都可以使血尿酸生成增多。

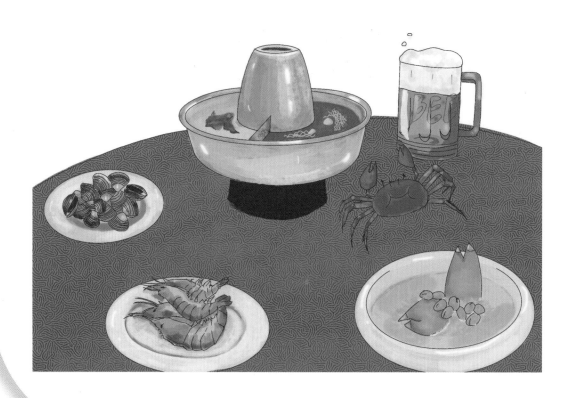

排泄减少：主要为各类肾脏疾病。作为尿酸排泄的主要渠道，各种原因造成的肾脏排泄功能降低必然引起血中尿酸增多；过度运动、饥饿等也会抑制尿酸排泄。

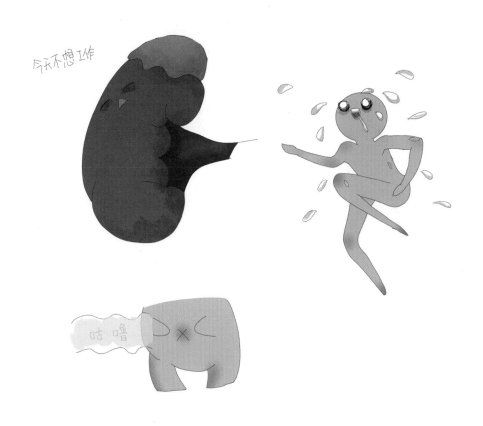

药物因素：小剂量阿司匹林、利尿剂等一些药物也会使得血中尿酸增多。

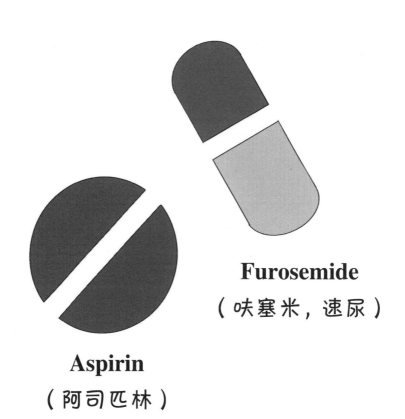

Furosemide

（呋塞米，速尿）

Aspirin

（阿司匹林）

尿酸如何引发痛风

尿酸高（即高尿酸血症）与痛风（即关节疼痛），并不能划等号。尿酸高不一定会有痛风发作，仅有尿酸高的人约占总人口的13.3%，而痛风的患病率只有1%～3%。但是，尿酸高是痛风发作的基础。

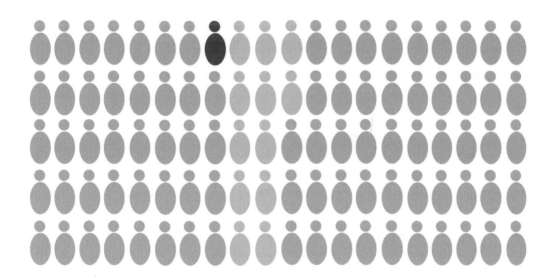

　　尿酸只有以钠盐的形式沉积在关节、组织中，并且引起了炎性反应，才会发生痛风。

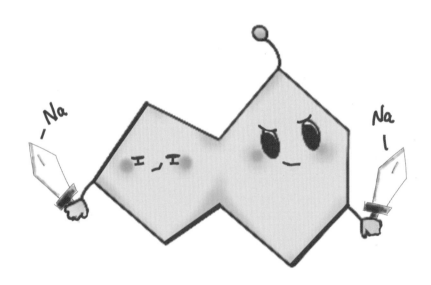

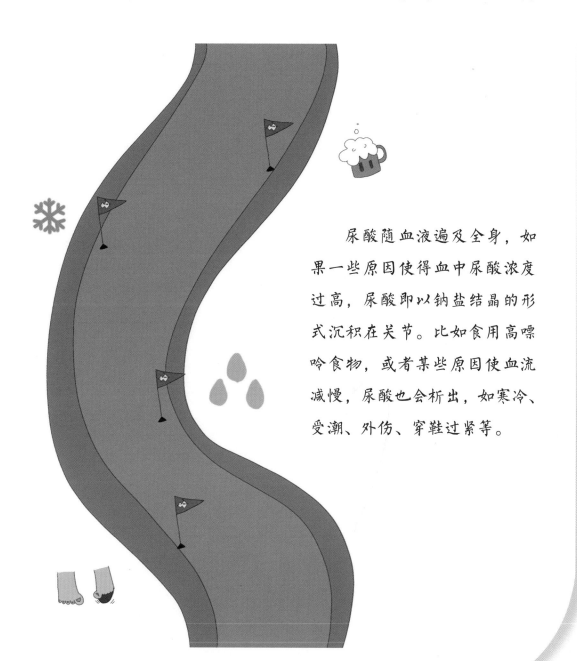

尿酸随血液遍及全身，如果一些原因使得血中尿酸浓度过高，尿酸即以钠盐结晶的形式沉积在关节。比如食用高嘌呤食物，或者某些原因使血流减慢，尿酸也会析出，如寒冷、受潮、外伤、穿鞋过紧等。

痛风易发生于哪些关节

　　痛风最主要的表现形式是关节炎。因为关节处血流速度较慢，尿酸易沉积，最好发的关节是第一跖趾关节。此处离心脏较远，又是足部，血流缓慢。约50%的患者首次发作都是这一关节。其他如踝关节、指关节、腕关节、肘关节等也是好发部位。

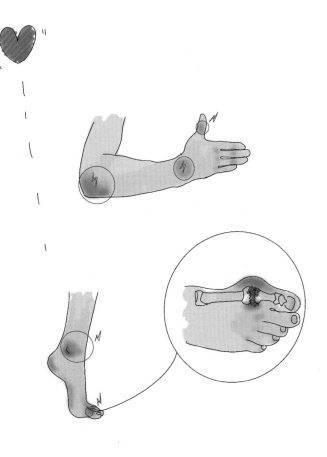

第二章
痛风在人体作案的全过程

同为痛风，每个人的临床表现差别很大，痛风的自然病程大概可分四阶段，开始无症状，逐渐进展为有症状。

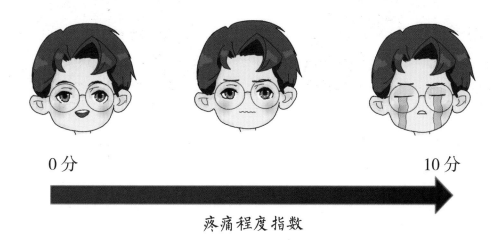

0分   10分

疼痛程度指数

安静的酝酿

　　该阶段称为"无症状的高尿酸血症"，患者血中的尿酸水平较高，但关节内没有尿酸盐晶体沉积，或者虽已经有尿酸盐沉积，但未引发炎症，因此没有症状。

　　有些患者终身都处于该阶段，没有发作过痛风，也没有明显不良后果。

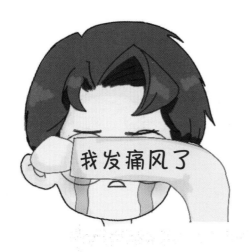

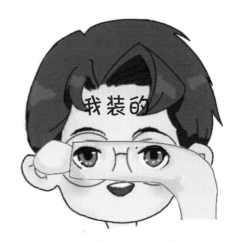

急性的捣乱

此阶段为痛风性关节炎急性发作，突然起病，剧痛，局部红肿，数小时内达到最高峰，下肢多发，单关节多见，少数也会累及多关节，关节活动受限。来得快，去得快，如治疗及时，症状又可在数小时内缓解。

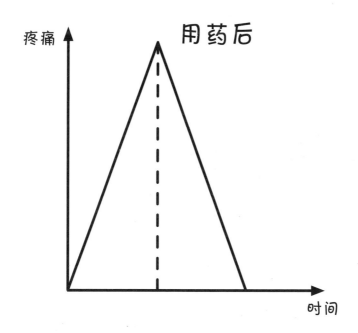

尿酸盐晶体在关节处沉积引发了炎症，人体的自保意识会激发巨噬细胞来吞噬晶体，消除炎症。因此，常规下急性痛风关节炎的自然病程小于2周。

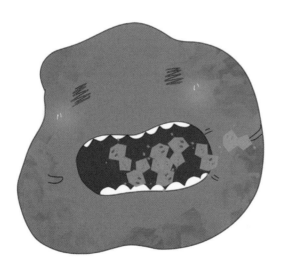

巨噬细胞

暂时的消停

　　此阶段患者会有多次发作史。两次发作间有明显的间歇期，间歇期关节没有任何不适。

　　少数人首次发作后不再复发，但多数人会在几年内再次复发。如未正规治疗，随着病程延长，发作更为频繁，可累及多关节，且症状不能完全缓解。所以，不疼并不等于痛风就好了哦。

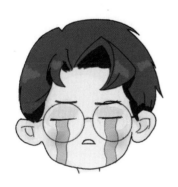
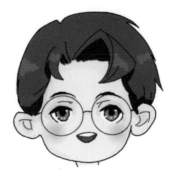
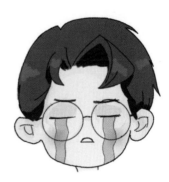

永久的破坏

尿酸盐过度沉积，超出机体的自然清除能力，便会逐渐形成痛风石，第一次痛风发作后如果没有控制尿酸水平，一般在10年以后会形成痛风石。

痛风石多见于下肢足部第一跖趾关节、跟腱、耳廓、手指指腹等部位。有的痛风石可形成溃疡，排出白色膏状物。此阶段关节畸形，并可出现痛风的并发症，如痛风性肾病、尿路结石等。

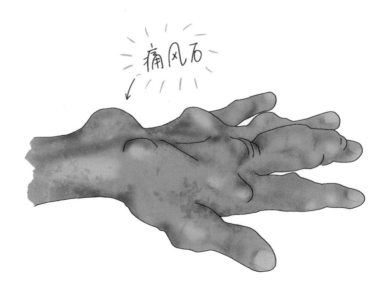

痛风石

第三章
识别痛风

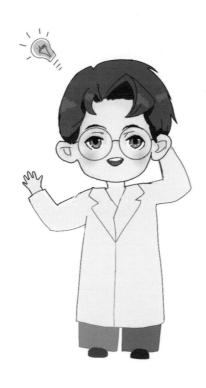

对于典型病例，有经验的医生根据表现就能诊断痛风。

传统的"痛风足"典型特征有：①下肢的单关节炎，足或踝关节，尤其是第一跖趾关节多见。②关节红肿疼痛出现的快速且剧烈。

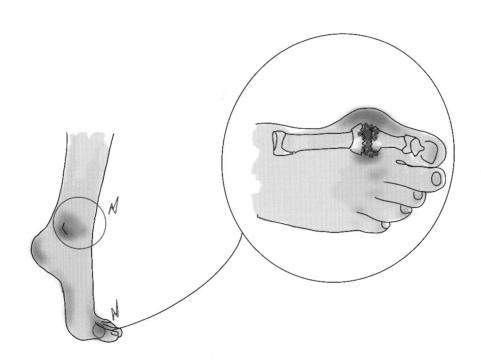

　　有意思的是，痛风虽由高尿酸引发，但部分患者急性发作时，血尿酸并不高，因此，单靠尿酸诊断痛风不可靠。

　　对于一些难以确诊的病例，还有关节穿刺、晶体镜检、关节超声、关节 X 线等多种检查辅助诊断。

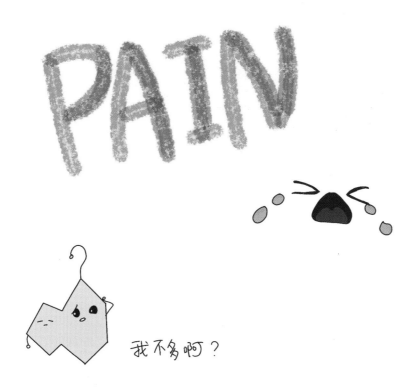

我不多啊？

第四章
痛风的治疗

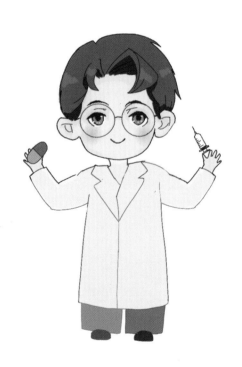

放任不管的后果

痛风虽可以自然缓解，但如果不治疗或不管理，也会后患无穷。

首先，随着发作次数的增加，除造成关节损伤外，泌尿系统也深受其害。尿酸主要由泌尿系统排泄，尿酸盐在这些地方沉积，可以引发急性肾病、慢性肾病、肾脏结石、尿路结石，而肾脏疾病反过来又可影响尿酸排泄，形成恶性循环。

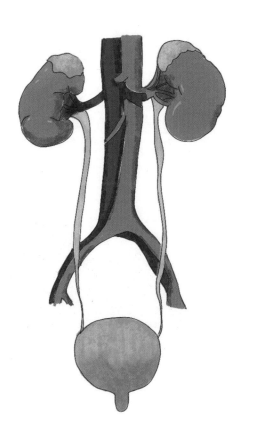

此外，高尿酸血症不仅是心血管疾病的危险因素，还与代谢综合征存在密切联系，不是一个孤立的疾病，积极降尿酸也利于这些疾病的好转。

因此，虽然痛风性关节炎症状缓解了，一时不影响生活，但还是要规律随访，定期监测，不然后续的并发症会使治疗更为棘手。

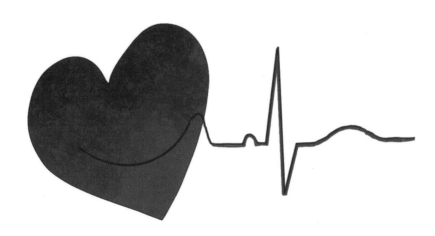

对付痛风的方法

一、痛风急性发作的治疗

卧床休息，减少发病关节的活动，并及早给予药物控制炎症。

药物有秋水仙碱、非甾体类抗炎药（NSAIDs）、糖皮质激素、中草药。

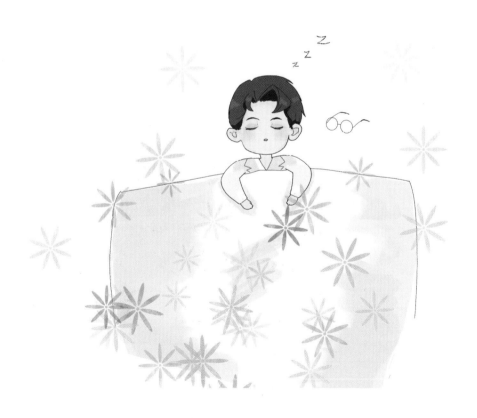

1.秋水仙碱

　　其作用机制是通过抑制与痛风相关的炎症因子的产生，发挥消炎镇痛的作用。该药疗效肯定，但副作用也大，有效剂量和中毒剂量非常接近，往往痛风症状减轻了，呕吐、腹痛、腹泻的胃肠道症状也出现了。而且还有骨髓抑制、肝肾功能受损的风险，所以如何正确、安全地服用应严格遵医嘱。

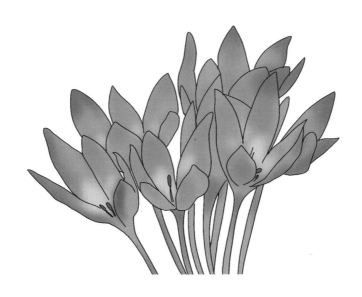

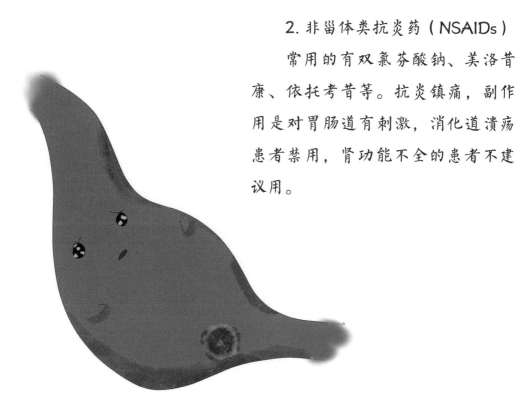

2. 非甾体类抗炎药（NSAIDs）

常用的有双氯芬酸钠、美洛昔康、依托考昔等。抗炎镇痛，副作用是对胃肠道有刺激，消化道溃疡患者禁用，肾功能不全的患者不建议用。

3. 糖皮质激素

糖皮质激素有强大的抗炎能力。对于一些伴有全身症状的急性痛风，上面两种药物治疗无效或者使用受限时，可以考虑使用糖皮质激素，但激素的种类选择，以及减量和停药都有讲究，只有正规、专业的医生才能准确、合理应用。

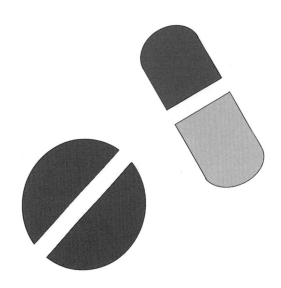

4. 中草药

中药口服在治疗痛风性关节炎急性发作时，效果一点也不慢，常用的中药有虎杖等，将草药做成颗粒剂口服照样会有较好效果。再加上清热解毒的中药膏剂外敷，可快速缓解红肿疼痛。

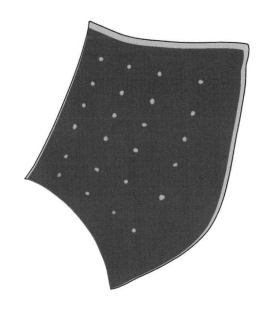
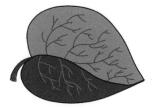

二、痛风缓解期的治疗

缓解期主要是降尿酸治疗，对于痛风性关节炎急性发作每年≥2次的患者，可以开始降尿酸治疗。降尿酸就像降血压，是一个长期过程，需要规范用药，规律随访。

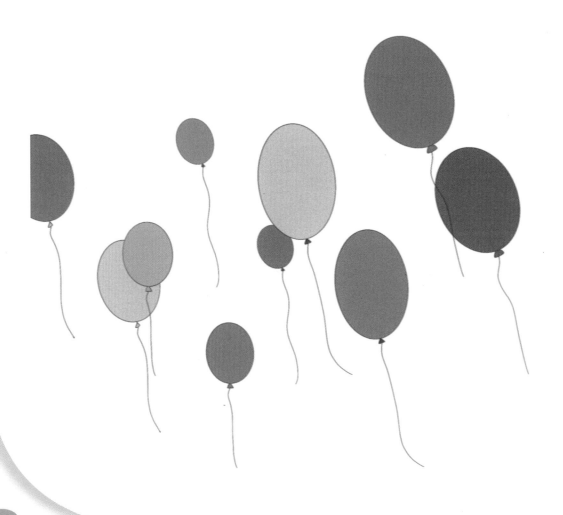

无症状高尿酸血症者的降尿酸建议

尿酸长期＞420μmol/L，但从没发作过痛风，也没有尿酸盐结石，肾脏也没有受到损害，这些无症状高尿酸血症者是否需要进行降尿酸治疗一直存在争议。但可以肯定的是，这类人群需要做好生活方式管理，并定期门诊随访，做好监测，何时需要干预由专科医师决定。

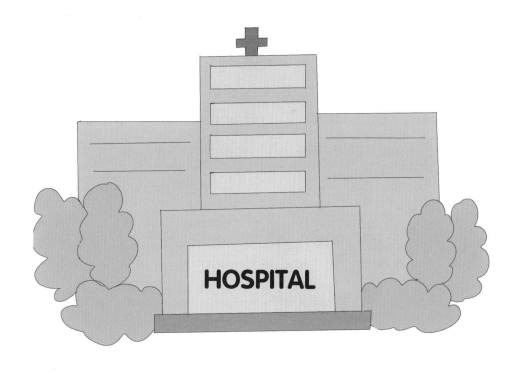

需要药物干预的患者降尿酸建议

一、西药

抑制尿酸合成的药物：别嘌呤醇。

此药常见的不良反应为重度过敏、肝功能损伤和血象抑制，不可随意服用，需严密观察。

促进尿酸排泄的药物：苯溴马隆。

此药适用于肾功能正常或有轻度损害的患者，有泌尿系结石者不建议选用。

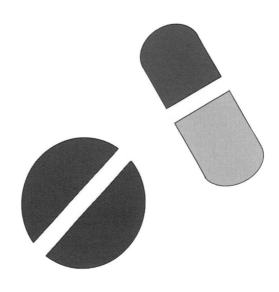

二、中药

在痛风缓解期，中草药在降低尿酸、减少发作发面有着重要作用，考虑到长期服用的便捷性，一般制成中药颗粒剂冲服，副作用少，作用肯定。

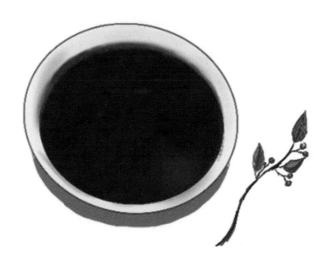

第五章
痛风的自我管理

痛风的自我管理主要是生活方式的改变，这是治疗痛风及高尿酸血症的基础，合理的生活方式能够减少并发症的发生，改善预后。

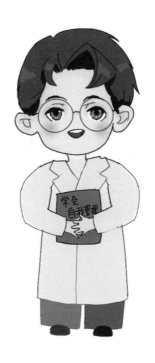

避免诱因

避免受凉、劳累、寒冷、剧烈运动等可能诱发急性痛风的因素，生活规律而平稳。

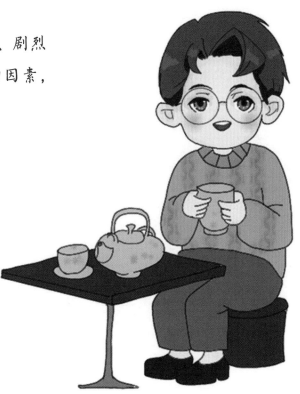

低嘌呤饮食

嘌呤在体内分解代谢成尿酸，食物中也含有嘌呤，且含量差别较大。因此，想不让尿酸快速升高，还是需要严格控制高嘌呤饮食，不仅肉类食品有嘌呤，蔬菜中也含嘌呤哦。每种食物嘌呤的含量见表1、表2。

不过，嘌呤只有20%来自食物，80%是由人体细胞代谢产生的。所以，过多忌口并不能完全阻止痛风的发生，还是要保证营养。而且，过分严格的低嘌呤饮食还会减少尿酸排泄，反而升高尿酸。

目前建议每日饮食嘌呤含量控制在200mg以下即可。避免食用嘌呤过高的食品，如动物内脏、贝壳类、浓肉汤等，鼓励食用脱脂奶制品、鸡蛋、新鲜蔬菜、粗粮等。

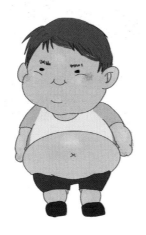

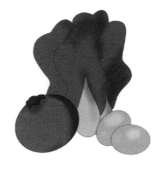

表1　常见动物性食品嘌呤含量[1,2]

食物名称	嘌呤含量（mg/kg）	食物名称	嘌呤含量（mg/kg）	食物名称	嘌呤含量（mg/kg）
鸭肝	3 979.0	鸡胸肉	2 079.7	牛肉干	1 274.0
鹅肝	3 769.0	扇贝	1 934.4	黄花鱼	1 242.6
鸡肝	3 170.0	基围虾	1 874.0	驴肉加工制品	1 174.0
猪肝	2 752.1	河蟹	1 470.0	羊肉	1 090.9
牛肝	2 506.0	猪肉（后臀尖）	1 378.4	肥瘦牛肉	1 047.0
羊肝	2 278.0	草鱼	1 344.4	猪肉松	762.5

表2　常见植物性食品嘌呤含量[1,2]

食物名称	嘌呤含量（mg/kg）	食物名称	嘌呤含量（mg/kg）	食物名称	嘌呤含量（mg/kg）
紫菜（干）	4 153.4	内酯豆腐	1 001.1	大葱	306.5
黄豆	2 181.9	花生	854.8	四季豆	232.5
绿豆	1 957.8	腰果	713.4	小米	200.6
榛蘑（干）	1 859.7	豆腐块	686.3	甘薯	186.2
猴头菇（干）	1 776.6	水豆腐	675.7	红萝卜	132.3
豆粉	1 674.9	豆浆	631.7	菠萝	114.8
黑木耳（干）	1 662.1	南瓜子	607.6	白萝卜	109.8
腐竹	1 598.7	糯米	503.8	木薯	104.5
豆皮	1 572.8	山核桃	404.4	柚子	83.7
红小豆	1 564.5	普通大米	346.7	橘子	41.3
红芸豆	1 263.7	香米	343.7		

[1] 中华医学会《痛风及高尿酸血症基层诊疗指南》编写专家组.痛风及高尿酸血症基层诊疗指南（2019年）[J].中华全科医师杂志，2020，19（4）:293-301.

[2] 中华人民共和国卫生和计划生育委员会.WS/T 560-2017.高尿酸血症与痛风患者膳食指导[S].北京：中国标准出版社，2017.

戒酒或者严格控酒

痛风多见于中青年男性，饭局多，酒场多。然而，如果患有痛风，建议戒酒或者严格控酒，因为大量饮酒会使血中乳酸增高，乳酸可影响尿酸排泄，喝酒越多，痛风发作越频繁。

而且，喝酒常进食嘌呤高的肉类，嘌呤的代谢产物——尿酸的水平定会增高，容易引发痛风。

急性发作期和慢性痛风石的患者应避免饮酒。两次发作的间歇期，血尿酸水平达标后仍应控制酒精的摄入。

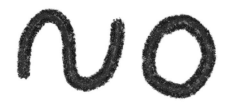

大量喝水

多喝水可以加速尿酸排泄，每日饮水量应维持在2000mL以上，可以饮用水、茶水或者不加糖的咖啡，避免含糖的饮料。

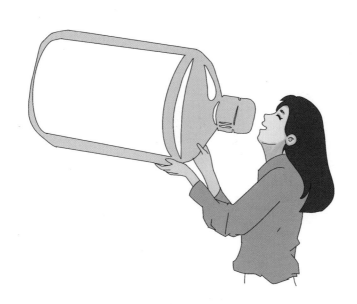

控制体重

肥胖不但容易诱发或并发多种常见慢性病，如高血压病、糖尿病、冠心病等，而且与高尿酸血症关系密切，尤其是肚子大的腹型肥胖。所以，控制体重，减肥不但是女性，也是男性永恒的主题。

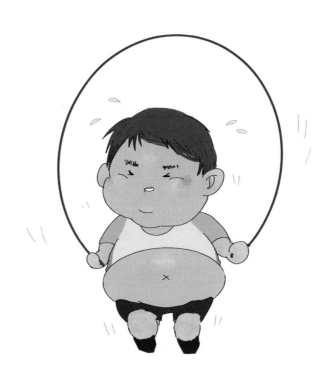

第六章
痛风小小问答

1. 得了痛风，是不是只能吃素的了？

不是，主要看食物中的嘌呤含量。

2. 痛风没发作的时候，可以喝酒吗？

应严格控制饮酒量，如果已有痛风石，要避免饮酒。

3. 尿酸高是不是一定会发痛风？

不一定，只有尿酸沉积下来，并引起了炎症，才会有痛风发作。

4. 尿酸高但没发过痛风是不是不用管了？

不是，生活饮食方式要注意，定期检测尿酸。

5. 痛风发作时是不是可以用"抗生素"来消炎？

不用，痛风不是细菌感染引起的。

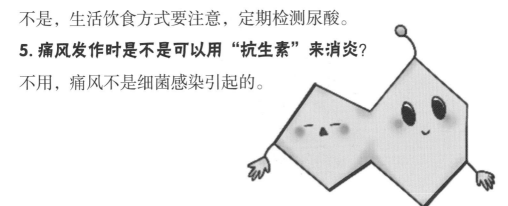

6. 痛风急性发作时，局部应该热敷还是冷敷？

冷敷。

7. 痛风急性发作时，应该注意什么？

卧床休息，减少行走。

8. 痛风已经缓解了，还要降尿酸吗？

要的，尿酸需控制在一定的范围内。

9. 痛风能根治吗？

不能，但可以控制或尽量减少痛风发作。

10. 如果严格控制饮食，控制尿酸是不是就不用吃药了？

不是，尿酸80% 来自人体细胞自身代谢，只有20%来自食物。

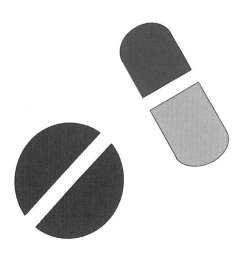

第五章
带状疱疹零距离答疑平台

  如果关于带状疱疹方面您还有想了解的知识，可以扫描下方二维码，我们会及时解答。